CONDUITE À TENIR

vis à vis

DE L'URÈTRE

DE SUITE APRÈS

L'INCISION DE L'ABCÈS URINEUX

par

Le Dr Félix HÉRAUD

Ancien de l'École du Service de Santé Militaire

GRANDE LIBRAIRIE MÉDICALE, SCIENTIFIQUE ET INDUSTRIELLE

A. MALOINE

PARIS
25-27, Rue de l'École-de-Médecine

LYON
Rue A. Comte

CONDUITE A TENIR

VIS A VIS

DE L'URÈTRE

DE SUITE APRÈS

L'INCISION DE L'ABCÈS URINEUX

PAR

Le Dr Félix HÉRAUD

Élève de l'Ecole du Service de Santé Militaire.

GRANDE LIBRAIRIE MÉDICALE, SCIENTIFIQUE ET INDUSTRIELLE

A. MALOINE

PARIS | LYON
25-27, Rue de l'Ecole-de-Médecine | Rue de la Charité, 6

1911

A MON PÉRE ET A MA MÉRE

Je dédie ce travail, faible témoignage de mon infinie reconnaissance et de ma profonde affection.

A MES FRÉRES

A MES PARENTS

A MES AMIS

A TOUS CEUX QUI ME SONT CHERS

A mon Président de Thèse

Monsieur le Professeur ROCHET

Chargé du Cours de Clinique des maladies des voies urinaires,
Chirurgien en chef de l'Antiquaille.

C'est lui qui nous inspira le sujet de ce travail et nous guida dans son exécution. Il nous reçut toujours dans son service avec une extrême bienveillance, ne nous ménageant ni les conseils ni les encouragements. Il nous fait aujourd'hui le très grand honneur de présider notre thèse. Nous le prions de vouloir bien accepter ici le témoignage de notre respectueuse gratitude.

A notre **Parent**

Monsieur le Docteur P. CHAVASSE

Ex-Professeur au Val-de-Grâce,
Médecin-Inspecteur-Général de l'Armée,
Officier de la Légion d'Honneur.

A Monsieur le Docteur E. JEANBRAU

Professeur-Agrégé à la Faculté de Montpellier,
Chargé du Cours de Clinique des maladies des voies urinaires,
Chirurgien de l'Hôpital Général.

A Monsieur le Docteur MARTIN

Médecin Principal de 2ᵉ Classe,
Chevalier de la Légion d'Honneur.

A MES MAITRES CIVILS ET MILITAIRES

INTRODUCTION

Il nous a été donné d'observer dans le service des voies urinaires de l'Antiquaille une série d'abcès urineux consécutifs à des rétrécissements de l'urètre. Nous avons pu les suivre dans leur évolution clinique et constater les effets de la thérapeutique qui leur a été appliquée. Leur observation nous a suggéré quelques idées que nous allons essayer d'exposer.

Deux points surtout ont attiré notre attention : l'apparition fréquente *en série* de ces abcès urineux et, d'autre part, *la conduite à tenir vis-à-vis de l'urètre sitôt après leur incision.*

Les traités classiques, en effet, ne nous renseignent pas d'une façon bien précise sur ces deux points. Au point de vue de l'étiologie de cette affection, nous avons trouvé qu'on n'avait peut-être pas mis suffisamment en relief le caractère épidémique qu'elle revêt parfois ; et cependant, on pourrait noter, si l'attention était appelée là-dessus, la présence simultanée fréquente, ou en série, dans les services urinaires, de malades atteints d'abcès urineux. Cette épidémicité, qui est d'ailleurs de règle pour des maladies infectieuses et contagieuses comme la fièvre typhoïde, la rougeole, la grippe, etc., se montrant pour des suppurations locales péri-urétrales était bien faite pour retenir notre attention. Il ne s'agit pas là certainement d'une simple coïncidence, et ce fait a été remarqué maintes fois par nombre de chirurgiens. C'est au moment des changements de saisons qu'on l'observe de préférence : au printemps, à l'automne, on voit en quelques semaines arriver dans les services plusieurs de ces malades porteurs d'abcès périnéaux.

Nous n'entreprendrons pas ici de donner l'explication de ce fait. Il est certainement fort difficile à éclaircir d'une façon quelque peu précise et scientifique. Il est cependant évident qu'il faut faire jouer un rôle à des influences saisonnières encore mal connues, et nous avons pu observer parfois la coïncidence de ces éclosions d'abcès urineux avec des épidémies de grippe surtout, maladie essentiellement saisonnière.

La façon dont agissent les changements de saisons et les modifications atmosphériques a donné lieu à des hypothèses diverses. Ils ont, sans doute, une influence, soit sur la virulence ou la pullulation des germes, soit sur la résistance de l'organisme. Enfin, le rôle du froid, démontré pour certaines maladies, comme la pleurésie, la pneumonie, ne pourrait-il pas être invoqué ici aussi dans certains cas ? La coexistence, déjà mentionnée, d'épidémies grippales ne serait-elle pas en faveur de cette hypothèse ? Il semblerait qu'à certains moments il se produise une exaltation de la virulence de germes restés jusque-là à l'état de vie latente, et, dans ce cas particulier, de ceux qui provoquent la formation de l'abcès péri-urétral.

Quoi qu'il en soit des explications possibles, le fait existe, et il nous a paru intéressant à signaler en passant.

Quant à la question de la *conduite à tenir vis-à-vis de l'urètre* sitôt après l'ouverture de la collection urineuse, question qui constitue le fond de notre travail, elle nous a paru, d'après les classiques, quelque peu confuse.

Les opinions des auteurs sur ce point de chirurgie urinaire sont parfois divergentes et manquent souvent d'une ligne directrice qui permette au praticien d'appliquer une thérapeutique précise dans un cas donné.

C'est sur ce dernier point surtout que nous nous proposons d'insister dans notre travail, nous inspirant des idées et de la pratique de notre maître, M. le professeur Rochet.

Nous ne nous étendrons pas longuement sur l'anatomie pathologique de l'abcès urineux, non plus que sur sa pathogénie autrefois fort controversée, aujourd'hui assez nettement élucidée.

La symptomatologie et l'évolution de l'abcès, son traitement, feront l'objet de deux chapitres très courts.

Nous nous étendrons plus volontiers sur le traitement de l'urètre au cours des abcès urineux. Après un rapide historique, nous exposerons nos idées appuyées sur 21 observations. Il nous eut été facile, en nous adressant à divers chirurgiens, d'en citer un nombre plus considérable, mais il nous a semblé que celles-ci étaient assez nettes et suffisamment démonstratives des idées, simples d'ailleurs, que nous allons exposer.

Nous formulerons enfin les conclusions auxquelles nous amène ce modeste travail, conclusions d'ordre surtout pratique. Nous laissons systématiquement de côté les questions théoriques, nous efforçant de mettre au point une question de chirurgie urinaire courante.

CONDUITE A TENIR

VIS-A-VIS

DE L'URÈTRE

DE SUITE APRÈS

L'INCISION DE L'ABCÈS URINEUX

CHAPITRE PREMIER

HISTORIQUE. — ANATOMIE PATHOLOGIQUE. — PATHOGÉNIE

Les abcès urineux, complication du rétrécissement blennorragique surtout ont sans doute été connus cliniquement de tout temps.

Toutefois les connaissances des anciens chirurgiens sur ce sujet ne se sont guère traduites par des publications sérieuses avant le xviiie siècle, époque à laquelle l'Académie royale de Chirurgie imprima un vif essor à la littérature médicale. Hunter, en Angleterre; J.-L. Petit, Desault, Chopart, en France, réunirent les premières observations et firent un essai de physiologie pathologique. Pour ces auteurs, la cause essentielle était la pression de l'urine s'exerçant en amont d'un rétrécissement et permettant le passage du liquide à travers les tuniques urétrales, accidentellement traumatisées en un point (ulcérations par une sonde à demeure, menues éraillures à l'occasion d'un cathétérisme, etc.).

Les auteurs suivants : Ricord, Civiale, Ducamp,

Perrève, Bell et Voillemier, tout en acceptant comme essentielle cette influence mécanique montraient qu'il fallait faire jouer un rôle à l'état du canal, non plus momentanément et accidentellement traumatisé, mais chroniquement enflammé et physiologiquement amoindri.

Il était réservé à la période moderne, surtout avec les travaux de Guyon et Albarran, de montrer que la pression n'avait qu'un rôle relativement secondaire et que l'état du canal avait une importance plus considérable qu'on ne l'avait cru jusqu'alors. Guyon et Albarran ont établi que les lésions du canal étaient de nature très variable et qu'il fallait ajouter aux notions déjà acquises une notion essentielle : l'infection ; l'abcès n'était pas dû à la seule présence de l'urine dans les tissus, mais à l'infection de cette urine et de ces tissus par des microorganismes divers. C'est donc la bactériologie qui devait apporter une modification définitive dans l'interprétation des faits. En 1898, Escat put écrire[1] :

« Désormais l'infection apparaît comme le grand lien pathogénique des accidents péri-urétraux. Les infections péri-urétrales peuvent être comprises d'une façon plus large dans leurs formes virulentes ou atténuées (formes gangreneuses, phlegmoneuses ou scléreuses). Quant à l'infiltration d'urine, son rôle secondaire devient clair et précis lorsqu'on a établi ce qui revient à la péri-urétrite dans le mécanisme des lésions et des symptômes. »

[1] J. Escat. Infiltration d'urine et périurétrites (*Annales des maladies des organes génito-urinaires*, 1898).

Il est donc actuellement admis que la cause des suppurations péri-urétrales est l'infection de l'urètre, qui, dans certaines circonstances, se propage au tissu cellulaire voisin. L'abcès urineux n'est donc qu'une collection purulente engendrée par la pénétration dans les tissus périnéaux de microbes à virulence atténuée. Il s'y ajoute parfois, mais c'est une exception, la filtration d'une faible quantité d'urine à travers une fissure de l'urètre.

Des traumatismes septiques de l'urètre de dehors en dedans ou de dedans en dehors peuvent entraîner sa production, mais dans l'immense majorité des cas, il survient comme complication d'un rétrécissement de l'urètre.

Ce dernier, qu'il soit étroit ou large, crée toutes les conditions d'infection et d'altération de la paroi urétrale, à la faveur de laquelle se fait la migration microbienne dans les tissus avoisinants.

Il est évident aussi, et un certain nombre d'auteurs ont particulièrement insisté sur ce point[1], que les suppurations péri-urétrales et périnéales ont souvent leur point de départ dans les glandes qui entourent l'urètre bulbaire et postérieur. C'est l'inflammation de la prostate, des glandes de Cowper et des glandes intra-bulbaires, qui, pour eux, occasionne les grandes suppurations, connues sous le nom d'abcès urineux, de tumeurs urineuses et d'infiltration d'urine, les microbes de l'urètre infecté suivant les conduits excréteurs des glandes et provoquant leur inflammation.

[1] Motz et Bartrina, *Annales des maladies des organes génito-urinaires*, 1898.

Il n'est pas possible, le plus souvent, de savoir pourquoi les lésions restent circonscrites, ou, au contraire, tendent à la diffusion ou au sphacèle. On peut rarement incriminer l'influence de diathèses comme le diabète ou l'albuminurie. On a invoqué parfois une action nécrosante spéciale à certains microbes, surtout anaérobies, ou une virulence exaltée parfois par des associations microbiennes. Le coli-bacille joue ici un rôle prépondérant, soit seul, soit associé à d'autres bactéries (staphylo, streptocoques) qui n'ont pas pu encore être toutes déterminées, mais parmi lesquelles les anaérobies jouent un rôle important.

Quoi qu'il en soit de son étiologie, l'abcès urineux peut siéger sur toute l'étendue de l'urètre, au niveau du pénis, du scrotum ou du périnée, où il acquiert une étendue plus grande. Dans ce dernier cas, le pus se collecte presque toujours dans la loge inférieure en avant de l'aponévrose moyenne. Cependant la collection pourrait aussi se faire, d'après **Voillemier**, dans la loge supérieure.

Sa paroi est constituée par une zone d'infiltration embryonnaire qui tend à la transformation scléreuse et peut acquérir parfois une épaisseur considérable. Le pus, qui peut avoir des caractères divers, pus louable, séro-purulent, plus rarement mélangé d'urine, tend le plus souvent à faire irruption du côté des téguments, plus rarement du côté de l'urètre, et après son évacuation les fistules sont fréquentes.

Le point sur lequel il faut insister, dans ce rapide exposé d'anatomie pathologique, c'est *le peu d'importance relative de la lésion causale de l'urètre* qui est souvent peu malade. Sans doute, il existe toujours des lésions pariétales à la faveur desquelles se produit l'exode microbien dans les tissus avoisinants. Mais la perforation du canal que l'on considérait autrefois comme un fait constant est une rare exception. C'est une notion actuellement admise par les auteurs classiques.

On sait de même qu'il n'y a *aucun rapport nécessaire entre le degré de sténose urétrale et le développement de l'abcès.* Il est des cas, et nous en signalons de semblables dans nos observations, où le rétrécissement du canal est minime, malgré le développement d'une péri-urétrite suppurée et où l'on peut sans peine introduire une sonde d'un calibre relativement élevé. L'inverse est d'ailleurs d'observation courante et il est fréquent d'observer des rétrécissements très serrés, s'opposant au passage des bougies les plus fines, sans pour cela assister au développement de suppurations péri-urétrales.

M. le professeur Guyon, dans une de ses leçons sur l'infiltration d'urine, en 1884, insistait déjà sur ce point. Il rappelait que la fréquence de l'infiltration n'était nullement « en rapport avec le degré du rétrécissement et que l'accident pouvait se produire même lorsque l'urètre admettait une boule volumineuse ».

CHAPITRE II

SYMPTOMES. — ÉVOLUTION ET PRONOSTIC.

Nous allons maintenant, en quelques mots, indiquer la symptomatologie et l'évolution de l'abcès urineux.

Il peut se développer lentement, insidieusement, sans phénomènes généraux. Ce mode de début est loin d'être rare. D'autres fois le malade accuse une sensation de pesanteur, de tension, de douleurs dans le périnée, en même temps qu'il est pris de frissons et de fièvre.

Si la collection siège au pénis, elle revêt l'aspect d'une tuméfaction de petit volume, oblongue, rouge, chaude et douloureuse, faisant corps avec l'urètre. A la portion scrotale, elle n'est jamais non plus très volumineuse. Elle est cachée par le scrotum et peut parfois atteindre ses dimensions définitives sans être reconnue. Elle n'est diagnostiquée qu'à la palpation lorsque la persistance de la fièvre ou encore une vague douleur attire l'attention de ce côté.

La péri-urétrite périnéale est la plus courante. Elle peut ne s'accompagner d'aucun phénomène général, ne se manifestant alors fonctionnellement que d'un peu de pollakiurie, de pesanteur au périnée, quelques besoins répétés de défécation. La position assise finit par devenir pénible et douloureuse. Au périnée, on constate une *tuméfaction oblongue, à grand axe parallèle à celui de l'urètre*, du volume d'une noix ou d'un œuf. Au début, indolente et dure, sans réactions inflammatoires du côté de la peau, elle pousse plus tard des prolongements en avant, du côté des bourses et en arrière entre l'ischion et l'anus, en même temps que les téguments infiltrés se tendent et rougissent et que la fluctuation peut être perçue.

En somme, ce qu'il y a d'intéressant dans cette symptomatologie ce sont les différences qu'elle peut présenter d'un sujet à l'autre, donnant tantôt l'impression d'une suppuration franchement aiguë, tantôt celle d'une collection a évolution chronique ; si bien que nombre d'auteurs distinguent encore l'abcès aigu de l'abcès chronique ou tumeur urineuse. entre lesquels existent d'ailleurs toute une série de formes intermédiaires.

C'est ce qui nous explique aussi que nombre de malades se présentent au chirurgien alors que l'abcès est déjà formé.

L'évolution de l'abcès peut peut-être se faire dans un sens favorable par la résolution. Mais il ne faut pas trop compter sur cette issue favorable.

Il peut prendre aussi une allure grave et se transformer en phlegmon diffus et gangréneux, (ancienne *infiltration d'urine* des auteurs), dont le pronostic est alors des plus sérieux.

Mais, dans les cas ordinaires, le pus se livre un passage soit du côté de l'urètre, soit à l'extérieur. Dans le premier cas, il se produit par le méat l'issue d'un pus jaunâtre mélangé de sang dont l'écoulement est favorisé par la pression sur la tumeur périnéale. Le danger est alors la pénétration de l'urine dans le foyer et les infections secondaires qui en sont la conséquence. L'ouverture à la peau serait plus favorable, n'était la persistance qui est presque la règle de fistules longues à tarir.

Une autre terminaison possible est le passage à l'état chronique et la transformation en *tumeur urineuse*, dure, de consistance cartilagineuse parfois.

Le *pronostic* des abcès urineux abandonnés à eux-mêmes est donc sérieux. Mais lorsqu'ils sont méthodiquement traités ils présentent une bénignité relative.

C'est ce traitement rationnel que nous allons maintenant étudier en débutant par celui de l'abcès lui-même.

CHAPITRE III

TRAITEMENT DE L'ABCÈS LUI-MÊME

Tout abcès urineux doit être, en règle générale, incisé le plus rapidement possible. « On ne peut que se repentir d'avoir différé », disait déjà J.-L. Petit à propos de leur traitement. « Tout malade atteint d'abcès urineux est exposé à l'infiltration d'urine », formulait plus tard Guyon.

Cette règle de l'incision hâtive avait déjà été préconisée par J.-L. Petit qui conseillait d'intervenir avant que l'incision ne soit « à fleur de peau », et adoptée par les cliniciens qui l'ont suivi. Guyon perfectionnait en la précisant cette thérapeutique, en ajoutant deux idées nouvelles: d'une part, la recherche et le drainage systématique des abcès secondaires et des prolongements possible, par une incision large; d'autre part la nécessité d'assurer le drainage par un procédé spécial dit *drainage au plafond*.

Cette méthode a été adoptée par tous les chirurgiens modernes. Voici d'ailleurs en quels termes Lejars[1] résume la question : « Incisez sur la ligne médiane, sur le raphé, de la racine de la bourse à l'anus, et, à

[1] Lejars, *Chirurgie d'urgence*, p. 653.

longs traits de bistouri, ouvrez la brèche, d'avant en arrière, sans vous inquiéter de l'épaisseur des tissus que vous devez traverser : sous cette coque lardacée vous trouverez le pus, allez de l'avant jusque-là.

« L'abcès est ouvert, le pus s'échappe, toujours plus abondant qu'on ne l'avait cru, et parfois mêlé d'urine : explorez, au doigt, la cavité sous-urétrale, en arrière, en avant, sur les côtés.

« En arrière, n'oubliez pas que la collection se prolonge assez souvent et remonte en cul-de-sac au-devant du rectum : incisez donc jusqu'au sphincter anal et mettez à l'air le clapier.

« Latéralement, le pus a parfois envahi l'une des fosses ischio-rectales ou toutes les deux : si le décollement se produit très loin, faites à son niveau une bonne contre-ouverture, et drainez avec un gros drain.

« C'est en avant, ou plutôt *en haut et en dehors, le long de la branche ischio-pubienne, et jusque sur les côtés du corps caverneux*, que le foyer purulent s'est le plus souvent étendu et ce diverticule supéro-externe est le lieu d'élection des clapiers interminables et des fistules. Ne manquez donc pas de *drainer au plafond* comme l'enseigne le professeur Guyon.

« Pour cela, vous pourrez faire une contre-ouverture tout au fond du cul-de-sac diverticulaire, que votre index reconnaît et soulève et, par là, faire sortir le bout supérieur du drain que maintiendra une épingle de sûreté. Il sera plus simple de munir d'un double fil le bout supérieur du drain et avec une aiguille de Reverdin, qui traverse de dehors en dedans le fond du diverticule, de ramener, l'un après l'autre, les deux chefs du fil, et de les nouer sur la peau. Sans incision nouvelle le drain est ainsi fixé *au plafond*, en bonne place : il y restera jusqu'à ce que la peau décollée ait suffisamment « repris racine ».

« Ne craignez pas, lors d'abcès volumineux, de faire larges et multiples les débridements et de multiplier les drains ; c'est le meilleur moyen de raccourcir la durée, toujours longue, de la cicatrisation. »

Telle est la règle généralement adoptée à l'heure actuelle.

Il convient pourtant d'ajouter que, dans les cas où on a affaire à un abcès entouré d'une coque épaisse, bien localisé, il n'y a pas lieu d'agir avec autant de hâte et on peut attendre deux ou trois jours, si le malade n'a pas de température. Dans ce cas, en effet, la résolution spontanée peut se produire sans que l'on doive cependant trop y compter.

C'est également dans des cas semblables où chez un vieux rétréci on trouve un vieil abcès à parois limitantes bien nettes et dont une incision simple ne saurait suffire à fendre la coque lardacée, que l'on recourra avec succès à la méthode d'Heurteloup. Celle-ci consiste essentiellement *à considérer l'abcès comme une tumeur*, et à l'exciser en masse selon un manuel opératoire largement décrit par l'auteur[1].

Au cours de ces interventions l'anesthésie générale n'est pas indispensable. on peut le plus souvent se contenter d'une anesthésie locale. Le chlorure d'éthyle sera préféré à la cocaïne chez ces malades dont les

[1] *Annales des maladies des organes génitaux urinaires*, octob. 1891.

reins peuvent avoir été touchés par une affection urinaire prolongée.

Le patient aura été mis sur le bord d'un lit ou d'une
table, les jambes fléchies sur les cuisses et les cuisses
sur le bassin, le scrotum relevé par un aide.

Après l'intervention, les pansements seront renou-
velés assez souvent, et l'on fera des lavages abondants
à l'eau oxygénée ou permanganatée si la fétidité est
persistante.

On cherchera aussi à assurer le bourgeonnement de
la plaie, de la profondeur à la surface. La durée du
traitement sera de deux à trois semaines, en général.

CHAPITRE IV

CONDUITE A TENIR VIS-A-VIS DE L'URÈTRE

Si tous les auteurs sont d'accord au sujet du traitement de l'abcès lui-même, ils ne le sont plus guère,
quand il s'agit de la conduite à tenir vis-à-vis de l'urètre
malade, et ici, les avis les plus divers sont émis.

Les vieux chirurgiens, pour lesquels l'incision de
l'abcès était le point important, n'avaient guère fouillé
la question, et il faut arriver à Guyon pour voir indiquer d'une façon systématique une conduite à tenir
vis-à-vis du canal urétral.

La pratique de Maître de Necker consistait essentiellement à *opérer en deux temps* : d'abord, incision
de l'abcès ; puis, une fois la plaie périnéale en plein
bourgeonnement, et alors seulement, pratiquer la
section interne du conduit rétréci. Cet auteur invoquait
à l'appui de cette manière de procéder les arguments
suivants :

« La section immédiate de l'urètre, disait-il, crée
une place étroite en plein foyer septique : les produits
d'infection risquent de n'avoir qu'une voie de décharge
insuffisante par l'incision périnéale. Quant à la sonde à
demeure, si abrégé que soit son séjour, elle obstrue au
moins partiellement le canal plus ou moins transformé

ainsi en cavité close et favorise son infection par la bactérie pyogène. »

Des considérations analogues lui faisaient rejeter l'*urétrectomie* immédiate, pratiquée dans un milieu septique, où la réunion *per primam* reste des plus aléatoires.

D'ailleurs, les rétrécissements blennorragiques ne sont-ils pas généralement multiples, et l'uréthrectomie dirigée contre eux ne nécessite-t-elle pas le plus souvent une résection de plus de 3 centimètres, longueur considérée comme maxima dans une telle intervention.

A l'appui de cette thèse, intervention en deux temps, on peut citer des faits cliniques. C'est ainsi que MM. Albarran et Tuffier ont pu observer à l'hôpital Necker, chez deux malades sur lesquels on avait agi en une seule séance, l'éclosion d'une redoutable infection, se manifestant par des accès de fièvre urineuse, des frissons, une élévation thermique à 4o degrés, accompagnée de crises sudorales. Desnos a signalé de même le cas d'un malade qui, à la suite d'une urétrotomie interne immédiate, présenta de formidables accidents.

Voillemier était lui aussi partisan de ce système : incision précoce de la collection purulente, et, dans un deuxième temps, lorsque la plaie bourgeonne, intervention sur le rétrécissement.

Actuellement, telle est aussi la pratique adoptée couramment, à l'hôpital Necker, par M. Albarran.

Mais aux yeux d'autres chirurgiens, cette règle devait bientôt sembler trop absolue et inapplicable à tous les cas. A côté d'un avantage certain et considérable — la sécurité complète d'asepsie lors de la

seconde intervention — n'offrait-elle pas aussi des
inconvénients ? Le retard apporté dans le rétablisse-
ment du calibre du canal n'expose-t-il pas à une fistule ? Enfin, n'est-il pas des cas où l'asepsie de la poche
peut être suffisamment réalisée pour rendre possible
une intervention urétrale immédiate et cependant
aseptique ? On ferait, dans la même séance, profiter
le malade de la cure simultanée de l'abcès et du rétrécissement.

Telle était l'opinion de certains élèves du maître,
de Desnos notamment, qui formulait ainsi ses idées
sur la question : « Lorsqu'après avoir largement ouvert
« et drainé la cavité purulente, on trouve des parois
« lisses et non anfractueuses, lorsque la déclivité des
« ouvertures permet un libre écoulement des liquides,
« lorsque l'asepsie est certaine, on peut pratiquer
« d'emblée une *urétrotomie interne*.

« Si au contraire il existe des diverticules, des abcès
« difficilement accessibles ; si l'urètre est entouré de
« clapiers, de tissus indurés dont la destruction est
« périlleuse, il faut se borner à inciser largement
« l'abcès sur le périnée, à le drainer exactement, à bien
« se garder de faire sur l'urètre une plaie qui expose-
« rait à la septicémie[1]. »

Tout récemment, Desnos et Minet, dans leur *Traité
des maladies des voies urinaires*[2], tiennent un langage
à peu près semblable lorsqu'ils disent : « Dans des cas
« plus rares, lorsque l'abcès est petit, bien limité, sans

[1] *Congrès de Chirurgie de 1891.*
[2] Paris, O. Doin, 1909.

« anfractuosités, lorsque l'urètre paraît épais et doué
« d'une bonne vitalité, on peut séance tenante prati-
« quer *l'urétrotomie interne* et éviter ainsi presque à
« coup sûr la production d'une fistule. »

Heurteloup se ralliait à l'intervention en un temps,
systématiquement, mais en préconisant une méthode
spéciale : *l'excision en masse de l'abcès* avec ses parois.
Celle-ci, en respectant la coque périphérique, en évitant
toute issue de pus, en ne souillant d'aucune manière
les tissus, devait laisser le chirurgien libre d'intervenir à sa guise sur l'urètre, sans qu'il ait à redouter des
complications d'ordre infectieux.

Malheureusement cette méthode, théoriquement excellente, a le tort de ne s'appliquer qu'à cette variété
relativement rare d'abcès encapsulés, dont les parois
sont assez résistantes pour rendre possibles un clivage
et une excision complète.

Enfin, quelques années plus tard, Jean de Suret
préconise une méthode éclectique :

« Dans un cas d'abcès chronique, intervention
« Heurteloup, puis urétrotomie externe immédiate.
« Dans un second cas où le rétrécissement était sur-
« tout dû à la compression du canal indemne par la
« tumeur urineuse, incision simple de l'abcès. Excel-
« lents résultats. »

A deux reprises, après incision de l'abcès, l'auteur
s'est trouvé en présence de tissus sphacélés et d'un
urètre endommagé. Il a fait alors un curettage soigné
des tissus mortifiés, rapproché dans la mesure du pos-

[1] J. de Suret, *Résultats d'interventions pour abcès urineux*,
Bruxelles, 1905.

sible les parties encore saines de l'urètre et mis une sonde à demeure. Les malades ont guéri au bout d'un temps variable. L'auteur insiste sur ce point que, si l'urétrotomie externe immédiate est possible, elle ne saurait être considérée, pas plus que l'urétrotomie interne, comme une opération définitive. Ce n'est qu'une *opération palliative* permettant au malade une vie très supportable, mais l'obligeant à se faire dilater pendant un temps très long, parfois toute sa vie.

D'ailleurs, la plupart de ces malades, fait remarquer l'auteur, négligent souvent le traitement ultérieur, ce qui entraîne fréquemment des récidives.

Telles sont les différentes méthodes proposées et suivies par les auteurs.

Méthode *en deux temps*, préconisée par Guyon, comportant l'incision de l'abcès chaud, puis, dix à quinze jours plus tard, le traitement de l'urètre.

Méthode *en un temps* : incision de l'abcès suivie immédiatement, soit d'*urétrotomie interne* comme le veut Desnos, soit d'*urétrotomie externe* suivant la méthode de Jean de Suret.

Enfin, intervention en un seul temps suivant le *procédé spécial de Heurteloup.*

Il est certain que chacune de ces méthodes se recommande par certains avantages et doit être applicable à certains cas.

Néanmoins, s'il nous était permis de formuler notre opinion, nous regretterions qu'elles manquent pour ainsi dire d'une idée directrice commode, qui rende leur application aisée par le simple praticien dans les différents cas.

Les conditions qui autoriseraient une méthode à l'exclusion de toute autre sont fort rarement réalisées en pratique, et, dans tous les cas, difficiles à reconnaître. L'asepsie de la poche abcédée n'est jamais certaine, et l'état de l'urètre souvent peu commode à diagnostiquer. Et, à la question que se posera le praticien : « pourquoi telle conduite dois-je tenir de préférence à telle autre », la réponse sera rarement aisée.

Nous allons voir. au contraire, qu'il en est autrement avec la formule générale que propose M. Rochet et qui est contenue tout entière dans cette proposition : « L'abcès urineux lui-même est d'intérêt secondaire; ce qu'il faut, c'est s'inquiéter comment se fait et se fera l'évacuation de l'urine chez le malade, dont on incise l'abcès ».

Des différents traitements précédemment exposés. nous avions pu retenir ceci, c'est que les chirurgiens se partageaient en deux groupes : 1° ceux qui donnaient une part de plus en plus large à l'intervention sur l'urètre; 2° ceux qui attendent la disparition de l'infection pour tenter quoi que ce soit sur le rétrécissement causal.

Avec M. Rochet, nous sommes moins systématiques, et n'adoptons pas une seule et même règle de conduite dans tous les cas d'abcès urineux. Ce qu'il faut d'abord et avant tout, c'est *assurer le libre écoulement de l'urine*, sous peine, bien entendu, de voir éclater des complications graves (infiltration d'urine, fistulisations interminables, infections surajoutées, complications ascendantes, etc.).

C'est cette idée directrice qui va nous permettre

d'adopter une conduite thérapeutique plutôt précise et permettant de s'adapter aux différents cas de la pratique.

Un malade est porteur d'un abcès urineux ; deux cas peuvent se présenter :

1° Le malade urine sans peine et vide sa vessie; ou bien, s'il urine avec difficulté et s'il a un peu de rétention, on peut cependant aisément lui passer une sonde de calibre suffisant pour assurer l'évacuation et faire les lavages nécessaires contre l'infection ;

2° Le malade n'urine qu'avec difficulté, et le passage d'une sonde, même petite, est difficile ; parfois même on ne peut passer qu'un petit conducteur, ou même pas du tout.

Dans le premier cas, l'*incision de la collection* constituera pour l'instant tout le traitement. On ne s'occupera pas avant plusieurs jours d'une intervention contre la lésion urétrale. On passera, avant l'intervention, une sonde, que l'on pourra même *sans inconvénients*, et malgré la présence du foyer périnéal, fixer à demeure pendant quelques jours, et l'on se gardera d'inciser l'urètre, souvent difficilement explorable au fond de l'abcès.

Il est en effet rare, ainsi que nous l'avons déjà dit, de trouver sur son trajet une large solution de continuité, et le bistouri qui voudrait l'inciser dépasserait fatalement les limites de la lésion urétrale, celle-ci étant parfois minime, pour atteindre les tissus sains. Cette incision intempestive aurait un double inconvénient : non seulement elle rendrait plus longue la réparation de la plaie, mais encore elle favoriserait la *formation de fistules* qui n'ont déjà que trop de tendance à se produire spontanément chez les rétrécis.

Ce n'est que dans le cas, rare à la vérité dans ces formes à miction et à sondage faciles, où l'on se trouverait, au fond de l'abcès incisé, en face d'un canal trop malade, sphacélé et mangé par places, que l'on pourrait être autorisé à agir directement sur lui dans la même séance.

Mais l'on doit bien se pénétrer de cette idée que, à la condition que l'urine ait libre cours à travers le canal, il est mieux de ne pas profiter de l'intervention sur l'abcès pour entreprendre un traitement chirurgical du rétrécissement car on se trouve dans de mauvaises conditions locales.

Ferait-on une *urétrotomie interne ?* Nous la rejetons car elle nous paraît alors une opération peu recommandable ; elle peut être, comme dans les cas signalés par Tuffier, Desnos, et d'autres non publiés probablement, le point de départ d'une septicémie. C'est une opération cachée, cavitaire, qui serait perfide ici.

L'urétrectomie se présente, *a fortiori*, dans de plus mauvaises conditions encore, car les points de suture passés sur des tissus infectés n'auraient aucune chance de tenir, et l'échec de cette intervention comporterait, comme conséquence, l'apparition de fistules interminables et aggraverait l'état du rétrécissement, loin de l'améliorer.

L'urétrotomie externe[1], excellente opération en général, peut se défendre dans ces cas, mieux que les

[1] Voir Rochet, *Chirurgie de l'urètre, de la vessie et de la prostate,* p. 78. Paris Steinheil, 1895.

méthodes précédentes ; mais elle n'est pas nécessaire si on peut assurer l'écoulement de l'urine par les sondages ultérieurs, et ce n'est pas dans ce foyer abcédé et gravement infecté qu'elle donnera ses meilleurs résultats. Elle ne pourra qu'augmenter les chances de fistulisation.

Dans le second cas, il en est tout autrement. Le malade, porteur d'un abcès urineux, se trouve en état de rétention plus ou moins complète et présente un rétrécissement très serré qui ne se laisse franchir souvent par aucune sonde ou par une sonde trop petite pour assurer l'évacuation. Il est évident que, dans ces conditions, l'incision pure et simple de la collection purulente constitue alors un traitement insuffisant, qu'il faudra compléter par une intervention sur l'urètre. Ici, la véritable méthode à mettre en œuvre, c'est l'*urétrotomie externe* (avec ou sans conducteur), qui assure immédiatement le libre cours de l'urine, et draine largement un appareil depuis longtemps fermé.

La découverte de l'urètre, au fond de la cavité parfois profonde de l'abcès, n'est pas évidemment toujours chose facile, si on n'a pas pu passer de conducteur. Il faudra le chercher alors méthodiquement, suivant les règles conseillées en pareil cas[1], et ne pas abandonner l'opération avant de l'avoir incisé, si l'on veut éviter dans la suite les ennuis les plus graves.

Nous ajouterons qu'il est assez rare de ne pouvoir assurer le libre écoulement de l'urine par le canal, même avec des rétrécissements un peu serrés, surtout

[1] Voir Rochet, *loc. cit.*

si on peut s'aider, comme on doit le faire avec l'arsenal moderne, de la *dilatation immédiate extemporanée, au moyen des sondes vissées sur conducteur, par exemple;* par suite, ce sera assez exceptionnellement que l'on sera obligé d'intervenir sur l'abcès et sur l'urètre, de façon sanglante, dans la même séance. A l'appui de cette affirmation, nous apporterons ce fait, que M. Rochet nous a dit n'avoir guère eu l'occasion, depuis ces quatre dernières années, d'intervenir chirurgicalement sur l'urètre, au cours de l'incision des abcès urineux.

Plus tard, bien entendu, l'abcès une fois détergé et la cicatrisation se faisant dans de bonnes conditions, on instituera le traitement rationnel du rétrécissement. On essayera d'abord la dilatation avec des bougies en gomme ou des Béniqués; et si la dilatation progressive ne donne pas des résultats satisfaisants, on aura recours soit à l'électrolyse, soit à l'urétrotomie interne, soit surtout à l'*urétrectomie*, si le rétrécissement est unique et pas trop étendu. Toutes ces opérations retrouveront alors leurs indications et leurs chances de succès qu'elles avaient perdues pendant la période de l'abcès proprement dit.

Dans les observations que nous résumons à la fin de notre travail, on pourra voir que les malades traités simplement par l'incision et le drainage de l'abcès urineux, sans intervention sanglante immédiate sur l'urètre (c'est-à-dire les cas où les difficultés de miction ou de cathétérisme ne commandaient pas cette intervention immédiate), ont été, presque toujours, rapidement guéris de leur abcès, sans présenter des fistules urétrales rebelles. En outre, le sondage simple, ou la sonde à demeure, a suffi pour parer chez eux immédiatement aux accidents de rétention incomplète qu'ils pouvaient présenter. Dans les jours qui ont suivi, la continuation des cathétérismes et la dilatation progressive ont permis, à eux seuls, dans plusieurs cas, de calibrer le canal jusqu'à des numéros élevés de la filière et, cela, dans des délais assez courts.

OBSERVATIONS

OBSERVATION I

L... J..., voiturier.

Entre dans le service le 5 février 1901. Blennorragie à dix-neuf ans, guérie sans complications. Pas de traumatisme urétral. Depuis longtemps, éprouve de la difficulté dans la miction. Il constata, ces temps derniers, au niveau du raphé périnéal, une tumeur arrondie et mollasse, qui est incisée par M. Augagneur. Après cette première intervention, il présenta des alternatives de rémission et d'aggravation de son état, urinant tantôt sans efforts, tantôt avec une extrême difficulté. Second séjour, au cours duquel on constata un rétrécissement que la sonde n° 6 parvint à peine à franchir. On lui fit alors une *urétrotomie externe*, après avoir ouvert un abcès urineux. Deux mois après, on pouvait passer dans son canal une bougie en gomme n° 22.

3 avril 1905. — Il revient avec un volumineux abcès. L'examen du canal révèle un rétrécissement peu serré, puisque l'on peut passer avec facilité un Beniqué n° 16.

1er octobre 1906. — Nouveau séjour pour un abcès urineux, toujours situé au périnée antérieur, du volume d'un œuf de pigeon. Comme on pouvait passer une sonde en gomme n° 12, *on se contenta de lui inciser son abcès* et de lui faire dans la suite, jusqu'au mois de décembre, la dilatation progressive de son canal. Le malade sort alors du service dans un état satisfaisant, puisque l'on peut passer avec facilité une bougie n° 22. Pas de fistule urinaire.

Observation II

P... F..., trente et un ans, manœuvre.

Entre dans le service le 3o août 1907, pour un abcès urineux.

Blennorragie, un an auparavant, guérie très rapidement. Pas de signes de rétrécissement dans la suite.

Dix jours avant son entrée dans le service, il s'aperçoit d'une petite tumeur placée à la base de l'urètre pénien. Celle-ci augmentant chaque jour, il se décide à entrer dans le service.

Actuellement, la tumeur, assez volumineuse, occupe toute la longueur du pénis sur sa face inférieure. Léger rétrécissement, mais une sonde n° 14 passe assez facilement. Le 11 septembre, intervention sur l'abcès par l'incision simple. Traitement ultérieur du rétrécissement par la dilatation progressive. Le malade sort du service dans un état très satisfaisant, et reviendra se faire dilater régulièrement. On lui passe facilement le n° 18. Pas de fistule urinaire.

Observation III

I... C..., soixante-dix ans, sans profession.

Entre le 10 janvier 1901, pour abcès urineux. Blennorragie à vingt-deux ans. Deux ans après, difficultés de la miction et diminution de la force du jet. Jamais d'accidents de rétention complète.

Au début de janvier, apparition au périnée d'un abcès urineux qui s'ouvre spontanément et se fistulise. Séances de dilatation tous les huit jours pendant deux mois.

20 décembre de la même année. — Le malade fait un nouveau séjour pour un rétrécissement et la formation d'un nouvel abcès. Les boules du n° 15 au n° 8 rencontrent un obstacle insurmontable, et cet échec commande une intervention immédiate. Incision de l'abcès avec *urétrotomie*

externe et excision large du trajet fistuleux. Tamponnement à la gaze iodoformée.

Deux semaines après, on passe des bougies Béniqué n° 46. La plaie se rétrécit bien et se cicatrise. A sa sortie du service, c'est-à-dire trois mois après l'opération, le malade à un canal qui laisse passer un Béniqué n° 41. Il va très bien depuis cette époque et n'est pas revenu dans le service.

Observation IV

R... L..., soixante ans, meunier.

Entre pour abcès urineux. Blennorragie quinze ans auparavant, ayant évolué vers l'état chronique. Un mois avant son entrée dans le service, le malade éprouve des difficultés à uriner. Il y a huit jours, il s'aperçut qu'une tumeur de petit volume s'était développée au niveau de son périnée, ne s'accompagnant que d'une sensation de pesanteur et de tension très supportables. Chaque jour, la tuméfaction devint plus volumineuse et, devant l'aggravation de son état, le malade se décide à entrer dans le service. On constate dans la région du périnée une tumeur ovoïde, très saillante, recouverte d'une peau amincie, tendue et un peu luisante, qui est diagnostiquée abcès urineux.

L'exploration du canal décèle un rétrécissement qui laisse passer une sonde n° 14. On se borne à inciser l'abcès, et, quelques jours après, lorsque la température est tombée, on traite le rétrécissement par la dilatation progressive. Au bout de six semaines, le malade présente un canal sans fistule et perméable pour une bougie n° 22, et sort du service dans un état très satisfaisant. Il n'est pas revenu se faire visiter.

Observation V

L... G..., quarante-neuf ans, sans profession.

Entre le 26 juin 1906 dans le service pour abcès urineux.

Nie toute affection vénérienne. A la fin du mois de juin, il constate l'apparition, au niveau du périnée, d'une tumeur petite et peu douloureuse. Celle-ci, par son augmentation progressive, le décide à faire un séjour à l'hôpital. Le cathétérisme explorateur montre que le canal est le siège d'un rétrécissement bulbaire qui se laisse franchir par la boule n° 15. On incise simplement l'abcès et, quelques jours après, on entreprend la cure du rétrécissement par dilatation progressive.

5 juillet. — Le malade sort du service. A ce moment, on peut lui passer avec facilité une bougie en gomme n° 22 ; on lui conseille de revenir se faire sonder tous les trois ou quatre mois. Pas de fistule urinaire.

OBSERVATION VI

C... J..., dix-huit ans, charcutier.

Entre, le 28 novembre 1904, pour abcès urineux. Chaude-pisse deux ans auparavant. Troubles de la miction symptomatiques d'un rétrécissement, quelques jours avant son entrée dans le service. Bientôt après, apparition, au niveau de l'urètre périnéal, d'une tumeur qui, augmentant progressivement, le décide à entrer à l'hôpital.

A l'exploration du canal, on constate la présence d'un rétrécissement que la sonde à boule n° 12 parvient cependant à franchir.

Le malade est en outre porteur d'un phimosis. Le 30 novembre on intervient dans une même séance sur le phimosis et sur l'abcès urineux. Circoncision, ouverture et drainage classiques de la poche purulente.

Quelques jours après on entreprend la cure de son rétrécissement par dilatation progressive. Le malade, sans avoir présenté de fistule urétrale, sort du service quelques semaines après, avec un canal perméable à la bougie n° 22.

Observation VII

M... B..., soixante ans, écuyer.

Entre le 14 février 1905 pour abcès urineux. Chaude-pisse quelques années auparavant sans complications immé-diates; puis, apparition d'un rétrécissement se manifestant par des troubles de la miction : irrégularité du jet, dimi-nution de sa force; le malade pisse sur ses bottes.

Quinze jours avant son entrée dans le service, il assiste à l'apparition, sur le trajet de son urètre bulbaire, d'une tumeur nettement fluctuante, mais peu douloureuse. On peut passer une sonde n° 10 et on dilate jusqu'au 14. Ensuite, on fait l'incision de l'abcès, puis, quelques jours après, traitement du rétrécissement par dilatation progres-sive. Le malade sort dans un état satisfaisant, un mois après l'intervention, et sans fistule urétrale.

Observation VIII

R... A..., plâtrier, cinquante ans.

Entre le 10 décembre 1903 pour abcès urineux. Trois ou quatre blennorragies, dont l'avant-dernière remonte à cinq ans. Deux chancres mous. Actuellement blennorrhée apparue l'année dernière. Depuis, l'écoulement n'a jamais cessé. Déjà le malade avait fait un séjour à l'hospice de Saint-Etienne, un an auparavant, pour rétrécissement, traité au moyen de bougies métalliques. Le dernier numéro employé a été le numéro 45.

Il y a six mois, les signes de rétrécissement s'accen-tuèrent. Quelques jours avant son entrée, le malade con-stata dans la région périnéale la présence d'une tumeur dure, rénitente, douloureuse au palper, du volume approxi-matif d'un œuf, sans trace extérieure d'inflammation. Cette tuméfaction, longtemps stationnaire, augmenta nettement de volume le 14 décembre.

Le cathétérisme, au moyen de bougies de fin calibre,

révéla toute une série de rétrécissements dont les derniers situés au niveau de l'urètre postérieur sont infranchissables. Intervention d'urgence : incision de l'abcès et *urétrotomie externe*, sans conducteur, dans la même séance. Pansements à la gaze iodoformée.

Le 27 janvier on passait une sonde n° 21 facilement.

Deux ans après (25 janvier 1905), le malade rentre dans le service, non plus pour abcès urineux, mais pour un rétrécissement laissant passer avec peine la sonde métallique n° 11. On se décide, le 3 février, devant l'échec de la dilatation progressive, à faire une urétrotomie interne, et le 16 mars de la même année on pouvait passer dans l'urètre un béniqué n° 16. Le malade n'est pas revenu depuis 1905.

Observation IX

R... C..., quarante-deux ans, employé.

Entre le 15 septembre 1904 pour abcès urineux. A séjourné trois ans au Tonkin, où il eut la fièvre paludéenne et un abcès dans la région trochantérienne gauche survenu à la suite d'un coup de pied de cheval. Syphilis il y a sept ans. Écoulement suspect auparavant. A son entrée, on constate un abcès siégeant dans la région périnéale et un léger rétrécissement vers le bulbe de l'urètre. La boule n° 10 éprouve une légère difficulté à franchir cette région. On passe cependant une sonde n° 14, en dilatant extemporanément. Ensuite, incision de l'abcès. Quelques jours après, le malade sort du service après une seule séance de dilatation, ne voulant pas rester plus longtemps et promettant de revenir. Pas de fistule urinaire.

Observation X

C... I....., quarante-neuf ans, maçon.

Entre le 24 janvier 1903 pour abcès urineux périnéal. Alcoolisme (4 litres de vin par jour). Trois chaudepisses, une à vingt, l'autre à vingt-deux, la troisième à quarante-trois ans, c'est-à-dire il y a six ans. Cette dernière ne guérit jamais complètement et le malade en conserva un écoulement chronique.

Signes de rétrécissement depuis sept à huit ans. Jet filiforme, diminution de sa force de propulsion.

Il y a douze jours, rentrant chez lui après de copieuses libations, il éprouva une douleur lombaire et fut pris de frissons et de sueurs. Les mictions devinrent plus douloureuses, les envies d'uriner plus fréquentes. Enfin, il y a trois jours, apparut au périnée, près du scrotum une tuméfaction fluctuante, arrondie, suivant le trajet de l'urètre et peu douloureuse. Le toucher rectal ne signale rien d'anormal. Les urines troubles et sales laissent un dépôt considérable. Rétrécissement très serré.

Cathétérisme impossible par suite de l'existence du rétrécissement bulbaire.

Intervention le 26 janvier. Incision de l'abcès sans mettre de sonde. Le 27, on réussit à faire le cathétérisme sur conducteur, et après une seule séance de dilatation extemporanée, on introduit une sonde n° 18.

Le 14 juin 1904, le malade revenait avec un rétrécissement perméable pour une sonde n° 14. Finalement on pouvait passer sur conducteur une sonde n° 16. Pas de fistule urinaire.

OBSERVATION XI

B... J..., quarante-six ans, placier.

Entre pour la première fois le 28 septembre 1907 pour des rétrécissements très serrés qui nécessitent une urétrotomie interne. Le 16 octobre de la même année on passait dans une deuxième séance un Béniqué n° 19.

Le 21 novembre 1908, deuxième séjour dans le service. Les troubles urinaires avaient augmenté. Ses mictions étaient devenues plus fréquentes, douloureuses et très pénibles.

A l'examen du malade, on constate au niveau de la région périnéale une tuméfaction très douloureuse ayant une légère tendance à envahir les bourses et la région sus-pubienne. Le cathétérisme explorateur montre un rétrécissement infranchissable. Le 21 novembre 1908, on incise l'abcès périnéal on fait *l'urétrotomie externe sans conducteur*, et on voit, alors, au niveau de la région bulbaire, un rétrécissement serré que l'on incise sur toute sa longueur. Un mois après, on peut passer les Béniqués jusqu'au n° 19 inclusivement. Petite fistule urinaire au périnée.

Le malade demande sa sortie.

OBSERVATION XII

D... F..., quarante-cinq ans, manœuvre.

Entre le 20 novembre 1907 pour rétrécissement de l'urètre avec abcès urineux. Trois blennorragies, une datant de vingt-cinq ans, la deuxième de six ans, la dernière de dix-huit mois. Plusieurs chancres actuellement cicatrisés dont un déforme le méat et est, sans doute, la cause du rétrécissement balanique.

A l'examen du malade, on trouve d'abord un abcès urineux au niveau de la région bulbaire de l'urètre, puis, à l'exploration du canal, deux groupes de rétrécissements : un premier à quelques centimètres du méat, un deuxième au niveau du bulbe.

Intervention. — On trouve un abcès urineux prêt à se transformer en infiltration d'urine, et, l'urètre étant très malade, *on incise cet urètre jusqu'au périnée*. Sonde à demeure.

Bon résultat dans la suite, mais fistule urinaire au périnée.

OBSERVATION XIII

A... C..., quarante-huit ans, sans profession.

Entre le 24 avril 1909 pour abcès urineux.

Première chaudepisse à vingt ans, deuxième et troisième chaudepisses entre vingt et un et vingt-trois ans.

A vingt-quatre ans, apparition des premiers signes d'un rétrécissement : jet sans force, très irrégulier ; difficultés de la miction. En mars 1906, il éprouva une douleur brusque au niveau du genou droit, et bientôt il présenta tous les signes d'une arthrite gonococcienne de cette articulation.

21 mars. — Les douleurs devenant de plus en plus pénibles, il entre dans le service. On constate alors, dans la région périnéale, une tuméfaction de la grosseur d'un œuf de poule, indolore, mais déjà fluctuante avec des signes inflammatoires du côté des téguments. Le toucher rectal ne décèle rien d'anormal. On essaye de passer un conducteur filiforme, mais on se heurte à un obstacle infranchissable.

22 mars. — Le lendemain, on incise l'abcès et l'on essaye de passer un conducteur et une sonde à la suite, mais en vain.

On fait alors l'*urétrotomie externe sans conducteur*. Suites simples. Le malade sort du service le 4 mai 1906, en bon état, et après avoir été régulièrement dilaté ; il a encore une petite fistule au périnée.

Observation XIV

G... A..., serrurier, vingt-quatre ans.

Entre le 21 novembre 1903, pour urétrite blennorragique, rétrécissement et abcès urineux.

Chaudepisse en juillet dernier avec cystite et phénomènes douloureux intenses.

Il revient en juillet 1904 pour nouvelle blennorragie accompagnée de rétrécissement et d'une tuméfaction périnéale.

L'exploration du canal est impossible avec une bougie n° 20. Le numéro 16 passe difficilement, à cause d'un rétrécissement situé au collet du bulbe, mais on l'introduit quand même.

Incision de l'abcès et, dans la suite, dilatation du canal

à l'aide de Béniqués, dont on passe les numéros 38 à 45 inclusivement Le malade sort en bon état et avec un large canal, cinq semaines après l'opération, sans fistule.

OBSERVATION XV

B... L...., cinquante-quatre ans, peintre.

Entre le 18 mars 1903 pour abcès urineux.

Alcoolisme avéré. Légers accidents de saturnisme. Pas de syphilis. A vingt-quatre ans, chaudepisse mal soignée, et qui se transforma petit à petit en une urétrite chronique.

En 1897, c'est-à-dire il y a six ans, il dut entrer dans le service de M. Auganeur pour un rétrécissement urétral. Au cours de son séjour à l'hôpital, il éprouva brusquement des douleurs vives au scrotum et, peu après, apparut une véritable infiltration d'urine que l'on traita par des incisions au thermocautère sans toucher à l'urètre. Depuis cette époque, les mictions ont toujours été pénibles et fréquentes.

Le malade a même parfois présenté de l'incontinence.

19 mars 1903. — On constate la présence, au niveau du périnée, d'un gros abcès urineux que l'on incise après avoir passé difficilement une sonde n° 15 sur conducteur, et fait la dilatation extemporanée.

On traite dans la suite le rétrécissement, après la disparition des phénomènes d'infection locale, le malade allait du reste fort bien, et n'ayant pas de fistule.

OBSERVATION XVI

B. J...., paveur, quarante et un ans, entre dans le service, le 7 mai 1901, pour un abcès urineux. Blennorragie en 1894 devenue chronique. A peu près à la même époque, chancre et bubon à l'aine. Il y a trois ans accidents secondaires spécifiques. Le malade a toujours eu de la difficulté pour uriner. Il y a deux ans, il eut un abcès urineux que l'on incisa et qui guérit sans complication. A ce moment, disparition de l'écoulement chronique, qui réapparaît quelques jours après. Il y a quinze jours, en travaillant, le malade éprouva des douleurs et se découvrit au niveau du périnée une petite tumeur de la grosseur d'une noix. Le lendemain il entre à l'hôpital. Légère élévation de la température. Rétrécissement assez serré puisque la boule n° 12 franchit difficilement la région bulbaire. Dans la région bulbaire on sent une tumeur grosse comme un œuf de poule, dure, d'aspect violacé et située sur la ligne médiane.

11 mai. — L'abcès s'évacue spontanément pendant une miction du malade On agrandit l'incision, mais on respecte l'urètre qui ne semble pas communiquer avec l'abcès, car une injection poussée dans le canal ne ressort pas par la fistule périnéale. On passe immédiatement une sonde n° 16. Les urines sont claires et la vessie ne paraît pas infectée. Cinq jours après on commence à faire la dilatation progressive du canal. Au début de juin on arrivait à passer facilement une sonde en gomme n° 20. Le malade était sorti le 18 mai, mais revenait se faire sonder à la consultation. Pas de fistule urinaire.

OBSERVATION XVII

G. J..., trente-trois ans, menuisier. Entre dans le service le 6 avril 1903 pour abcès périnéal. Trois blennorragies : la première à dix-neuf ans, la deuxième à vingt-quatre ans, la troisième en juillet dernier. Très probablement orchite droite, ayant laissé une induration en masse de la tête et de la queue de l'épididyme. Le malade entre dans le service pour une tuméfaction périnéale qui serait apparue il y a deux mois à la suite d'une journée d'extrême fatigue. Cette tumeur a augmenté sensiblement ces jours derniers, s'étendant des bourses à l'anus. allongée d'avant en arrière, molle et fluctuante en certains points. Cette masse est le siège de douleurs que provoquent les moindres mouvements. Le malade urine bien. Le rétrécissement urétral est peu serré, et on passe facilement la sonde n° 15. On incise purement et simplement l'abcès sans toucher à l'urètre. La guérison fut rapide et sans fistule.

Observation XVIII

P... C..., soixante-quinze ans, ferblantier.

A fait de nombreux séjours dans le service. Dans un premier séjour, on a constaté un rétrécissement urétral de la région périnéo-bulbaire très serré, anfractueux, et permettant difficilement le passage d'un conducteur filiforme et d'une bougie armée n° 10.

6 juin 1902. — Il se présente à nouveau avec un volumineux abcès localisé dans la région périnéale. Incision pure et simple.

Depuis, le malade a fait deux séjours dans le service pour des récidives, et comme on lui proposait une intervention plus complète sur l'urètre, il opposa un refus formel.

18 juillet de la même année. — Il rentre avec une nouvelle tuméfaction péri-urétrale. Le cathétérisme explorateur est impossible à faire. L'urine passe presque entièrement par une fistule périnéale, qui s'est formée dernièrement.

21 août. — Nouveau séjour. Abcès urineux très net, pour lequel on est obligé de faire une intervention complète portant à la fois sur la poche purulente et le rétrécissement du canal, absolument infranchissable par les sondes; cette intervention a consistée dans une *incision large de l'urètre* et *l'ablation des tissus péri-urétraux indurés;* on draine largement le périnée et on met une sonde à demeure.

27 août. — L'infection avait disparu et la fistule était presque cicatrisée. Toutefois, l'urine s'écoulait encore un peu par la voie périnéale.

26 mai 1904. — Le malade rentre pour son rétrécissement. On arrive à passer sur conducteur la sonde n° 13. La

fistule s'est rouverte et l'urine passe presque toute par la plaie périnéale. Séances de dilatation. Depuis, le malade n'est pas revenu dans le service.

OBSERVATION XIX

D... G..., trente-sept ans, chaudronnier.

Entre le 3 avril 1900 pour rétrécissement compliqué de tumeur péri-urétrale. Deux chaudepisses, dont la dernière remonte à juillet 1899.

Déjà, seize ans auparavant, lors de sa première chaudepisse, il avait un abcès localisé à l'urètre antérieur. Neuf ans après, le malade subissait une urétrotomie interne pour rétrécissement. Actuellement, rétrécissement très serré et tuméfaction localisée à l'urètre bulbaire; on peut, cependant, passer une sonde n° 13. Incision de l'abcès et, quelques jours après, électrolyse linéaire rendue nécessaire par les difficultés de la dilatation immédiate. On était arrivé avec peine à passer dans le canal la bougie n° 16, suites ultérieures très satisfaisantes; pas de fistule.

OBSERVATION XX

V... F..., dix-neuf ans, sans profession.

A fait un premier séjour dans le service pour rétrécissement d'origine blennorragique, en avril 1906.

Entre le 1ᵉʳ mai 1907 pour abcès urineux. Rétrécissement du canal, mais on passe cependant un 14. Incision de l'abcès, sans toucher à l'urètre. Quelques jours après, traitement par la dilatation progressive.

Le malade sort à la fin de mai, dans un état très satisfaisant, et sans aucune complication locale.

OBSERVATION XXI

D... J..., cinquante-six ans, terrassier.

Entre le 16 avril 1907 pour abcès urineux. Chaudepisse

à vingt-sept ans. Deuxième blennorragie à cinquante et un ans. Le début de l'affection actuelle remonte à trois semaines. Légère douleur au niveau du périnée, s'accentuant particulièrement pendant la marche. Le malade constate bientôt la présence d'une tumeur de petit volume dans sa région périnéale.

A l'entrée, il urine assez facilement. A l'exploration du canal, on décèle un rétrécissement de la région bulbaire. On passe toutefois une sonde n° 9. On peut dilater, extemporanément, le canal jusqu'au 12. Le 17 avril, on incise l'abcès urineux sans toucher à l'urètre. Dans la suite, on traite le rétrécissement par la dilatation progressive; le malade sort un mois après environ, en très bon état, sans fistule.

CONCLUSIONS

I. — Les abcès urineux deviendraient de plus en plus rares, chaque année, si l'on traitait systématiquement les rétrécissements urétraux qui en sont la cause, et que les malades négligent souvent, surtout s'ils ne sont pas très serrés. Or, l'abcès urineux n'est pas du tout en rapport avec le degré de stricture.

II. — Ils apparaissent parfois en série , prenant alors un caractère nettement épidémique et saisonnier.

III. — Leur traitement comprend :
   A. L'incision de l'abcès ;
   B. La cure du rétrécissement qui est par derrière.

A. L'incision de l'abcès a été parfaitement réglée par Guyon : incision précoce, large, médiane, avec recherche systématique des clapiers et fusées purulentes et drainage « au plafond ».

B. La conduite à tenir vis-à-vis de l'urètre est plus controversée.

Nous croyons que ce à *quoi il faut s'attacher avant tout, c'est à assurer le libre écoulement de l'urine.*

Ainsi posé, le problème comprend deux cas :

1° Le malade peut être sondé ; il faut alors, dans une première séance, se contenter d'inciser l'abcès, et attendre la disparition de l'infection pour traiter chirurgicalement le rétrécissement, en faisant les sondages nécessaires pour vider ou laver la vessie ;

2° Le rétrécissement est difficilement ou pas franchissable, et il y a rétention plus ou moins complète ; il faut alors faire une large urétrotomie externe, avec ou sans conducteur, après avoir incisé l'abcès, mais ne pas faire d'opération plus compliquée (urétrectomie avec sutures, par exemple).

IV. — Dans tous les cas, on surveillera particulièrement le rétrécissement, qui a déjà été cause d'accident local grave, et on lui appliquera plus tard, soit la dilatation progressive, soit, en cas d'échec de cette méthode, une des méthodes chirurgicales qu'on jugera applicable au cas particulier.

BIBLIOGRAPHIE

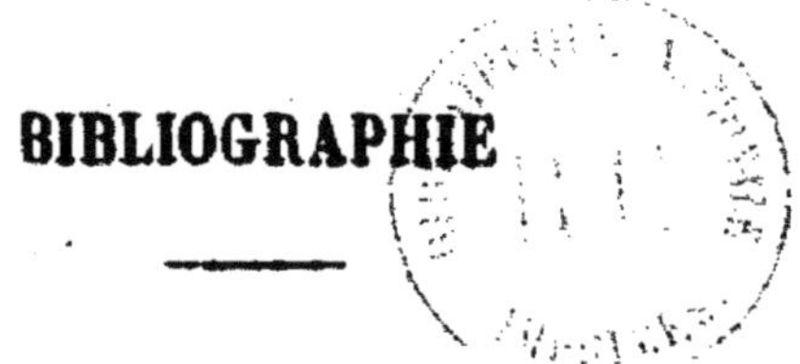

ALBARRAN (J.), *Médecine opératoire des voies urinaires*, Paris, Masson, 1909.

ALBARRAN, (J), *Traité de Le Dentu et Delbet*, Paris, Baillière et fils, 1901.

BANZET, *Contribution à l'étude des suppurations, etc.*, thèse de Paris, 1896.

CHOPART, *Traité des maladies des voies urinaires*, 1791.

COTTET, *Recherches sur la bactériologie des suppurations péri-urétrales*, thèse de Paris, 1899.

DELBET (P.), Recherches anatomiques sur l'urètre *(Annales des organes génito-urinaires*, 1892).

DESNOS (E.), *Rapport au Congrès de Chirurgie de 1891*, séance du 1er avril,

DESNOS et MINET, *Traité des maladies des voies urinaires*, O. Doin, Paris, 1909.

ESCAT, Infiltration d'urine et péri-urétrites *(Annales des organes génito-urinaires*, 1898).

GUYON (F.), *Leçons cliniques sur les maladies des voies urinaires*, Baillière et fils, Paris, 1903.

GUYON et ALBARRAN, *Congrès de Chirurgie*, Paris, 1891.

HEURTELOUP, *Annales des maladies des organes génito-urinaires*, octobre 1891.

HUNTER, *Œuvres complètes*, II, p. 342.

LEGUEU, *Traité chirurgical d'urologie*, Paris, Alcan, 1910.

LEJARS, *Traité de chirurgie d'urgence*, Paris, Masson, 1909.

Motz et Bartrina, Contribution à l'étude des abcès périnéaux et des phlegmons diffus d'origine urétrale (*Annales des organes génito-urinaires*, 1903).

Pousson, *Précis des maladies des voies urinaires*. O. Doin, Paris, 1909.

Ricord, *Traité complet des maladies vénériennes*, 1851.

Rochet (V.), *Chirurgie de l'urètre, de la vessie et de la prostate*, Steinheil, Paris, 1895.

Suret (J. de), *Résultats d'interventions pour abcès urineux*. Bruxelles, 1905.

Voillemier, *Traité des maladies des voies urinaires*, par L. Voillemier et A. Le Dentu. Paris, 1869-1881.

TABLE DES MATIÈRES

Lyon. — Imprimerie A. Rey, 4, rue Gentil. — 60103